AF402395

CONTRIBUTION A L'ÉTUDE

DU

CHARBON INTESTINAL HUMAIN

PAR

Le Dr Guillaume BOUISSON

Ancien interne des hôpitaux
Membre de la Société anatomique

PARIS

G. STEINHEIL, ÉDITEUR

2, RUE CASIMIR-DELAVIGNE, 2

1890

CONTRIBUTION A L'ÉTUDE

DU

CHARBON INTESTINAL HUMAIN

DU MÊME AUTEUR

Présentation d'un malade ayant subi la suture primitive et directe du nerf médian. *Société de Biologie*, 1886.

Rein adénomateux, ayant donné des signes de cancer. *Société Anatomique*, 4 février 1887.

Polysarcie congénitale. — Myxœdème. — Goitre. — Lésions cérébrales. *Société Anatomique*, mars 1887.

Kystes hydatiques méconnus pendant la vie, chez un syphilitique alcoolique. — Coexistence de cirrhose. — Hémorrhagie cérébrale. *Société Anatomique*, mars 1887.

Endocardite végétante ulcéreuse. — Hémiplégie droite. — Aphasie motrice. — Mort. — Infarctus multiples. — Embolie de la sylvienne. — Suppuration de l'urèthre après un phimosis. *Société Anatomique*, octobre 1888.

Anévrysme du cœur. — Ramollissement cérébral. — Artérite syphilitique probable de l'encéphale et des coronaires. *Société Anatomique*, octobre 1889.

Abcès de la pariétale ascendante droite. — Apoplexie. — Hémiplégie gauche. *Société Anatomique*, avril 1889.

Sarcome ostéoïde de la tête de l'humérus chez une femme de 89 ans. *Société Anatomique*, novembre 1886.

Diabète maigre et aigu. — Tuberculose pulmonaire antérieure. — Lithiase du pancréas. — Oblitération du canal de Wirsung. *Société Anatomique*, janvier 1890.

Hémiplégie motrice et sensorielle à droite. — Méningo-encéphalite diffuse tuberculeuse de la convexité. — Tuberculome ancien du lobule paracentral et de la pariétale ascendante à gauche. *Société Anatomique*, janvier 1890.

IMPRIMERIE LEMALE ET C^{io}, HAVRE

CONTRIBUTION A L'ÉTUDE

DU

CHARBON INTESTINAL HUMAIN

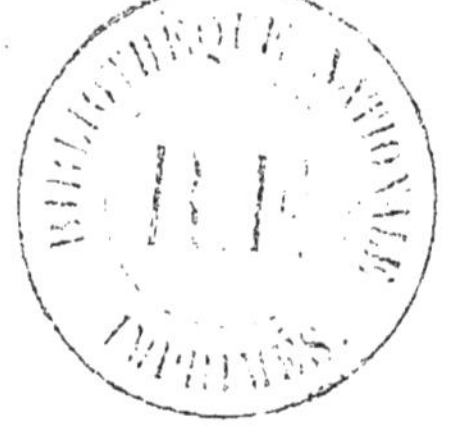

PAR

Le Dr Guillaume BOUISSON

Ancien interne des hôpitaux
Membre de la Société anatomique

PARIS

G. STEINHEIL, ÉDITEUR

2, RUE CASIMIR-DELAVIGNE, 2

—

1890

INTRODUCTION

C'est dans le service de M. Rigal, à Necker, que nous avons observé le cas de charbon interne primitif, dont l'étude est le sujet de cette thèse. Nous sommes heureux de le remercier ici de la bienveillance qu'il nous a toujours témoignée au début comme à la fin de nos études, pendant notre première année d'externat et notre quatrième d'internat. Remercions également ici nos autres maîtres dans les hôpitaux, MM. Duguet, Lancereaux, Ch. Monod, Lannelongue et M. E. Besnier, chez qui nous avons acquis non seulement une connaissance précieuse des maladies de la peau, mais encore les principes les meilleurs de la pathologie générale. Nous ne saurions oublier ici M. Straus qui a bien voulu accepter la présidence de notre thèse après nous avoir aidé dans la partie technique de notre travail, lui et son chef de laboratoire, notre excellent ami le Dr Robert Wurtz.

CONTRIBUTION A L'ÉTUDE

DU

CHARBON INTESTINAL HUMAIN

S'il est une maladie qui, par sa communauté à l'homme et aux animaux ait servi de champ d'expériences aux savants et par sa nature manifestement parasitaire, de point de départ à la conception pastorienne et contemporaine des maladies infectieuses, c'est le charbon. Mais cette maladie si claire et si connue comme maladie expérimentale est encore mystérieuse dans ses allures chez l'homme quand elle est dépourvue de sa caractéristique clinique externe et cutanée, la pustule maligne. A l'heure actuelle, il n'existe pas un seul cas de charbon interne soit intestinal, soit pulmonaire, nettement démontré, publié en France. Certes, l'histoire du charbon intestinal humain sans lésion cutanée a été faite, et de main de maître, dans le livre de M. le professeur Straus sur le charbon (1). Mais les seules observations probantes de cette affection nous viennent de l'étranger ; publiées

____

(1) STRAUS. *Le charbon des animaux et de l'homme.* Paris, 1886, p. 197-210.

par Munch, de Moscou, Wagner, Leube et Muller, Albrecht de Saint-Pétersbourg. M. Babès en a observé quelques cas à Buda-Pesth (1).

Outre ces faits indéniables, il faut aussi mentionner un certain nombre de faits décrits sous le nom de mycose intestinale, où l'hypothèse de charbon intestinal a été soulevée, mais sans être rigoureusement prouvée.

Tels sont notamment les cas de Buhl (2), de Waldeyer, de Wahl (3), de Recklinghausen (4), Burckardt (5). Dans tous ces cas, il est fort probable qu'il s'agit de charbon intestinal, mais ce n'est là qu'une évidence rétrospective. Il en est de même pour l'observation de mycose intestinale charbonneuse sans lésion cutanée, publié par M. le professeur Kelsch. Ce cas probable de charbon intestinal sans localisation externe, observé en 1876 à Batna, en Algérie, par M. Kelsch, mais publié seulement en 1881 (6), est sans doute un cas de charbon intestinal, de par les lésions macroscopiques, mais il manque la confirmation microscopique et expérimentale.

On voit tout l'intérêt qu'il y a à recueillir soigneusement les cas de charbon intestinal qui peuvent se présenter dans la pratique. Probablement cette affection n'est si rare que parce qu'elle est le plus souvent mécon-

(1) Babès. *Journal de l'anatomie,* 1er janvier 1884.
(2) *Zeitschrift fur Biol.,* 1871.
(3) *Wirchow's Archiv.,* 1861.
(4) *Wirchow's Archiv.,* 1864.
(5) *Berlin. klinisch. Wochenschrift,* 1873.
(6) Kelsch. Contribution à l'étude du charbon chez l'homme. *Revue de médecine,* 1881.

nue même après l'autopsie. M. Kelsch lui-même, l'ana-
tomo-pathologiste si distingué, qui n'avait pu poser de
diagnostic pendant la vie de son malade, raconte avoir
été encore plus embarrassé après l'autopsie dont il atten-
dait le mot de l'énigme, et cela malgré la grandeur des
lésions. Nous ne pourrions plus accuser aujourd'hui le
silence des auteurs classiques au sujet du charbon intestinal, surtout depuis la publication du livre de M. Straus.
Aussi sommes-nous heureux de présenter ici le premier
cas de charbon interne observé et dûment constaté en
France.

OBSERVATION

Le 23 avril 1889, à cinq heures du soir, le nommé
Lécole, âgé de trente ans, est apporté sur un brancard, à
l'hôpital Necker, dans le service de notre maître, M. le
Dr Rigal. Il se plaint de souffrir du ventre depuis trois
jours et de vomir continuellement. Ces vomissements
d'abord alimentaires sont aujourd'hui bilieux. L'inap-
pétence est complète, la soif vive; la langue est blanche,
saburrale. Le ventre est douloureux à la pression; il
est dur, ballonné, mais d'un météorisme moyen. Pas de
selles depuis deux jours, pas de gaz depuis la veille au
matin. Pas de hernie apparente. État général mauvais.
La voix persiste encore, mais il y a de l'oppression,
quelques râles aux deux bases. Algidité complète des
extrémités. Urines rares. Le malade a cessé tout travail
le vendredi. La maladie a débuté le jeudi par des sueurs

froides abondantes. Le samedi, ce malade avait des frissons continuels et des vomissements.

Le diagnostic porté fut celui d'étranglement interne. Je revois le malade à huit heures du soir. Il est toujours froid. Pas de pouls à la radiale ni à l'humérale au pli du coude. Le malade qui a toute sa connaissance n'a pas vomi, ni uriné depuis son entrée à l'hôpital. Une sonde introduite dans la vessie ramène deux ou trois gouttes d'urine de couleur normale. Le malade au cours de l'examen nous dit qu'il était mégissier, et, à ce propos, il ajouta, sans y attacher d'importance que, dans l'atelier au-dessous du sien, il y avait parfois du charbon, mais que les peaux n'arrivant qu'après avoir subi certaines préparations, il n'y en avait jamais dans son atelier. Je persistai dans l'idée d'un étranglement interne de cause inconnue. L'état de collapsus du malade ne permettant pas de penser à la laparotomie, en raison de l'absence du pouls, on pratique des piqûres d'éther. Le malade meurt à 11 heures du soir.

AUTOPSIE, faite le surlendemain jeudi, 25 avril à 11 heures du matin, trente-six heures après la mort.

A l'ouverture de l'abdomen, il s'écoule environ quatre litres de sérosité péritonéale, légèrement trouble, non sanguinolente. L'attention est aussitôt attirée du côté d'une anse d'intestin grêle placée immédiatement derrière l'ombilic, et remarquable par une rougeur vineuse, ecchymotique très foncée. Cette rougeur est nettement limitée sur ses bords. L'intestin, à ce niveau, c'est-à-dire à la partie terminale du jéjunum, est très épaissi, au point de diminuer la lumière du canal d'environ la moi-

tié de son diamètre. Cette ecchymose, véritable *thrombus intestinal*, s'étend sur une longueur de plus de vingt
centimètres. On remarque encore d'autres thrombus, un
peu moins longs, plus rapprochés du pylore, et d'autres
de la valvule iléo-cœcale. Il y a ainsi cinq ou six gran-
des plaques rouges foncées et quelques-unes beaucoup
plus petites, du volume d'une tête d'épingle à celui d'une
pièce de cinquante centimes. Ces petites ecchymoses sont
toutes situées sur le bord de l'intestin opposé à l'insertion
mésentérique. Les lésions sont bornées à l'intestin grêle,
au mésentère et aux ganglions de celui-ci. Le mésentère
apparaît absolument ecchymotique et comme gélatineux. Le mésocœcum est gélatineux, mais là, l'infiltration
est transparente. Ganglions énormes et gorgés de sang.

L'intestin enlevé et déroulé fut lavé. Il ne sortit guère
que l'eau introduite et teintée de bile. A l'ouverture de
l'intestin, les ecchymoses présentent toutes les mêmes
caractères. La principale est d'une couleur moins foncée
sur la face muqueuse que sur la péritonéale. La muqueuse est tuméfiée, rouge vineux; nulle part d'ulcéra-
tion ni de gangrène. Elle est moins ecchymotique à la
partie de l'intestin opposée à l'insertion du mésentère
qu'au niveau de cette partie. Il en résulte que les plaques
de Peyer apparaissent comme déprimées et entourées
d'une sorte de bourrelet formé par la distension de la
muqueuse. Au niveau des ecchymoses, la paroi intestinale est extrêmement épaissie. Elle atteint presque un
centimètre d'épaisseur. Vues par la surface de section,
les lésions ne paraissent consister que dans une infiltration sanguine simple. Ce sont de véritables hémorrha-

gies interstitielles. L'intégrité apparente de l'intestin dans les intervalles est complète. L'estomac aussi est d'apparence normale.

Pas d'épanchement dans la cavité pleurale.

Les poumons sont congestionnés. Un tubercule crétacé existe au sommet gauche.

Le cœur est vide de sang et d'une belle couleur.

Le foie pèse 1520 grammes et n'offre pas de lésion appréciable à l'œil nu.

Rate pesant 220 grammes, assez ferme.

Les reins, sur la coupe sont d'une coloration un peu terne.

La vessie est vide sans lésion appréciable.

A l'ouverture du crâne, on constate que les vaisseaux méningés sont pleins de sang noir. Liquide ventriculaire abondant.

Devant ces constatations de l'autopsie comme au lit du malade, notre embarras était grand. C'est alors que la profession du malade nous revint à l'esprit. L'hypothèse d'un charbon interne sans lésions cutanées se présenta alors à nous. Elle ne tarda pas à se vérifier pleinement.

Une préparation extemporanée faite avec du sang du foie montra des bacilles nombreux et ayant tous les caractères du *bacillus anthracis*.

Histologie. — Sur les coupes de l'intestin grêle portant sur les parties ecchymosées et colorées d'abord simplement au picro-carmin, on constate une congestion extraordinaire portant sur toutes les tuniques de l'intestin. Les capillaires sont distendus et littéralement gorgés de sang. Dans la muqueuse, dans la sous-muqueuse ainsi que dans la musculeuse existent des extravasats sanguins qui dissocient la musculeuse notamment au point de rendre la recherche des fibres musculaires par places assez difficile. Les villosités intestinales sont extrêmement élargies, en forme de massue, infiltrées dans toute leur étendue de globules blancs. Le revêtement épithélial a complètement disparu tant sur les villosités qu'au niveau des glandes. Il n'existe plus que le fond des glandes de Lieberkuhn, et même par places, toute trace de glande a disparu.

Les coupes de l'intestin ont été colorées par la solution aqueuse de violet de gentiane (simple méthode de Weigert) et par la méthode de Gram. On y décèle ainsi dans l'épaisseur des villosités, dans le corps de la muqueuse et de la sous-muqueuse, la présence de nombreux bacilles rectilignes à extrêmités nettement coupées, ayant l'aspect caractéristique du *bacillus anthracis*. Au niveau de la musculeuse, ces bacilles sont moins abondants. On constate en outre sur les villosités dépourvues de leur épithélium et sur le derme de la muqueuse dont l'épithélium est également desquamé, la présence d'assez nombreux microcoques et de nombreux bacilles courts. Mais ces microbes n'occupent que la portion la plus superficielle de l'intestin et ne se retrouvent point dans les couches profondes de la muqueuse ni dans l'épaisseur de la musculeuse. Il est visible par conséquent qu'il ne s'agit là que d'une invasion secondaire.

Sur les coupes de la rate, colorées par les mêmes procédés, on constate dans les sinus aussi bien que dans les travées de la pulpe la présence de bactéridies plus courtes que celles que l'on rencontre dans l'intestin, réparties par amas assez discrets dans l'organe.

Il en est de même pour le foie. Tant par la méthode de Weigert que par celle de Gram, on y décèle çà et là quelques nids de *bacillus anthracis* remarquables par leur peu de longueur. Ces amas bacillaires existent tant à la périphérie du lobule dans la gaine de Glisson que dans l'intérieur même du lobule hépatique et leur topographie n'offre rien de systématique ni de constant. Les cellules hépatiques présentent leur aspect normal et les noyaux se colorent facilement. Il existe toutefois une cirrhose très avancée. Le malade était notoirement alcoolique. Sur les coupes du rein on constate un certain nombre de bacilles irrégulièrement répartis, surtout dans la substance corticale et dans le voisinage des glomérules. Mais ces bacilles sont beaucoup moins nombreux que dans le foie et dans la rate. Ils sont disséminés par unités et non réunis en foyers. Dans la substance médullaire, ils sont encore plus rares (1).

Expériences de culture et d'inoculation.

Des cultures ont été faites. Du sang prélevé dans la

(1) Les pièces macroscopiques et des coupes d'intestin ont été présentées à la Société anatomique, dans la séance du 26 avril 1889. Les pièces macroscopiques ont été déposées au musée Dupuytren. *(Bulletin médical.)*

rate au moment de l'autopsie a été inoculé par piqûre dans des tubes de gélatine. Dans tous ces tubes qui furent maintenus pendant quelques jours à la température de 20°, il y eut développement. Au bout de ce temps, à l'examen microscopique des cultures ainsi obtenues, on constata qu'aucune d'entre elles n'était pure. Elles renfermaient toutes les filaments sporulés du *bacillus anthracis*, mais mêlées à des microcoques et à des bactéries diverses.

Pour mettre en évidence, avec certitude, la présence du *bacillus anthracis*, nous pratiquâmes avec des parcelles de ces cultures impures des cultures sur plaques dans la gélatine, selon la méthode de Koch. Les plaques ainsi ensemencées et maintenues à 20° ont montré au bout de deux jours des colonies caractéristiques du *bacillus anthracis* se présentant sous l'aspect suivant : points ronds, d'un gris mat, montrant avec un grossissement moyen un enchevêtrement de filaments très fins. Ces filaments, extrêmement nombreux, ont leurs extrémités enroulées en volute, ondulées, et se détachant de la périphérie de la colonie pour s'étendre dans différentes directions de la plaque de gélatine.

Des parcelles de ces colonies furent prélevées à l'aide du fil de platine et ensemencées par piqûre dans des tubes de gélatine. Les cultures pures ainsi obtenues offrirent l'aspect caractéristique des cultures de charbon dans la gélatine nutritive : développement le long du trait de la piqûre d'un feutrage arborescent avec liquéfaction consécutive de la gélatine. A l'examen microscopique, ces cultures se montrèrent composées exclusivement des filaments charbonneux sporulés que tout le monde connaît. Des traces de ces cultures ont été inoculées à deux cobayes qui ont succombé au bout de 48 heures au charbon type : œdème gélatineux caractéristique au point d'inoculation, rate énorme farcie de bactéridies, sang du cœur également rempli de bactéridies et présentant l'état agglutinatif des globules rouges.

L'examen microscopique de l'intestin et des principaux viscères, les cultures faites avec le sang prélevé dans la rate, l'inoculation de ces cultures aux cobayes établissent avec une netteté absolue que l'affection mystérieuse à laquelle avait succombé notre malade était bien le charbon.

Il est peut-être téméraire d'essayer de tracer une
description d'ensemble du charbon intestinal, en ne pos-
sédant qu'une observation personnelle. Mais nous pouvons nous servir des observations parues à l'étranger et
nous croyons même légitimes les traits que nous pourrions prendre à l'ensemble symptomatique du charbon
devenu interne. Quand la pustule maligne est suivie de
mort, la pustule maligne passe au second plan dans les
symptômes et les localisations viscérales au premier. Si
nous avions eu une détermination cutanée dans notre
cas, il n'y aurait pas eu une hésitation au lit du malade.
Dans les cas de pustule maligne devenus mortels, faisons
abstraction de la pustule maligne, signature de la maladie et qui enlève tous les doutes, nous nous trouve-
rons en présence des symptômes d'une maladie mystérieuse, qui ne sera autre que le charbon interne, mais
que, en l'absence d'examen microscopique et bactériolo-
gique on pourra méconnaître. Nous comprendrons ainsi
très bien qu'on ait commencé par décrire le charbon
interne sous un autre nom, celui de mycose intestinale,
par exemple (Wahl, Recklinghausen, Buhl).

Si rares que soient les observations, elles présentent
une grande variété dans les symptômes. La température
peut être élevée ou abaissée. Chez l'un des malades de

B.

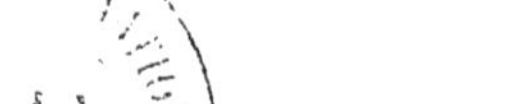

2

M. Babès, elle était de 40° le premier jour, de 36° le deuxième, de 41° le troisième. En général, néanmoins, elle est abaissée. Le même auteur a vu l'un de ses malades mourir avec des symptômes de méningite foudroyante, mais c'est là une forme rare et la forme la plus fréquente est la forme algide observée chez notre malade. La ressemblance du charbon interne avec le choléra avait été notée déjà par Raimbert (1) pour le charbon interne secondaire.

« Le malade a de l'anxiété, des syncopes, son pouls
« se déprime, son facies est hippocratique et prend ainsi
« que ses mains une teinte semblable à celle des cholé-
« riques ; la peau se refroidit, la respiration s'accélère et
« devient inégale, une sueur froide et visqueuse couvre
« toute la surface du corps ; bientôt on a de la peine
« à sentir le pouls, enfin il cesse de battre et la mort
« arrive ».

Il n'y a qu'une différence entre ce cas et le nôtre, on le voit. Dans le premier, le charbon interne était secondaire, dans le second, il était primitif.

Dans les cas où manque la vérification histologique de la nature de la maladie et l'existence de la pustule maligne qui suffit, quand elle existe, la cyanose et l'asphyxie sont aussi notées et Waldeyer a pu croire à un empoisonnement ou au choléra. C'est également le tableau du choléra que nous trace Bourgeois (2) dans sa description de la pustule maligne suivie de mort, ou, d'une manière

(1) RAIMBERT. *Traité des maladies charbonneuses.* Paris, 1859, p. 116.
(2) BOURGEOIS. *Traité pratique de la pustule maligne et de l'œdème malin.* Paris, 1861, p. 14.

plus claire et aussi exacte, du charbon interne, secondaire :

« Il semble alors, comme dit le vulgaire, que le mal
soit rentré. A un degré extrême, et ordinairement du 4^e
au 9e jour, anxiété inexprimable, oppression telle que le
malade ne peut respirer qu'assis sur son séant et penché
en avant, refroidissement presque général, sueur abon-
dante et glacée, haleine glacée aussi, soif inextinguible,
sentiment de chaleur brûlante à l'estomac ; le pouls dis-
paraît plus ou moins complètement et ne peut guère se
sentir qu'aux artères centrales ; les battements du cœur
sont tumultueux et des plus faibles ; vomissements toujours bilieux, mais moins fréquents ; plus tard, ils cessent
même : voix éteinte, hoquet, *ni urines, ni selles,* facies al-
téré, yeux caves, peau bleuâtre, cyanose, délire fort rare,
malgré ce que disent les auteurs. Enfin, après quelques
heures d'un pareil état, la mort vient presque toujours
sans agonie, brusquement enlever le patient à ses souf-
frances, et dans l'immense majorité des cas, au milieu
de la plus entière connaissance et sans qu'il paraisse
souvent croire qu'il est aussi près de sa fin. *La période
ultime de l'empoisonnement que détermine le virus charbonneux a la plus grande analogie avec l'apparence qu'of-
frent les cholériques sur le point de succomber dans l'état
algide et quand les évacuations ont cessé.* J'ai le premier signalé cette ressemblance rappelée par M. Raimbert. »

A l'étranger, la plupart des observations de mycose
intestinale charbonneuse rentrent dans cette description.
Le travail le plus important et le plus récent est celui

de Wagner, bien que Munch ait réellement été le premier à montrer la nature charbonneuse de la mycose intestinale. Wagner a pu observer à Leipzig sept cas de cette affection. Dans une première observation, on pensa à une intoxication ou à un coma post-épileptique. La mort survint après trois jours de maladie seulement : les symptômes se rapprochèrent de ceux d'une méningite : vomissements, céphalée, vertiges, ventre en bateau, respiration suspirieuse et fréquente, agitation et spasmes épileptiformes et quelques heures avant la mort opistothonos, pouls très rapide ; pas d'élévation thermique et mort dans le coma.

Le deuxième et le troisième cas sont presque semblables. Les symptômes abdominaux prédominaient. Coliques douloureuses. Vomissements, diarrhée. Mort dans le collapsus algide.

Le quatrième cas de Wagner offre un certain intérêt parce que les symptômes de charbon interne furent les mêmes que dans le premier cas, c'est-à-dire ceux d'une méningite. Mais il y avait coexistence d'une pustule maligne.

Dans le 6ᵉ cas, signes de péritonite : diarrhée et mort rapide.

Dans le dernier cas, la mort survint après 24 heures de céphalalgie et de vomissements.

On crut à un empoisonnement.

Dans le même travail, Wagner cite les cas d'autres auteurs : un cas de Buhl entre autres où il y avait des vomissements et du collapsus cholériforme ; un cas de Waldeyer avec gastralgie, diarrhée, cyanose et asphyxie.

Burkart note des vomissements, de la diarrhée et signale à la fin, la ressemblance absolue avec le stade asphyxique du choléra.

Dans un cas de Leube, le malade fut observé quelques heures avant la mort : on crut à un empoisonnement.

DIAGNOSTIC

Ainsi, malgré une apparente variété, le charbon interne
présente un aspect assez fréquemment le même. On sait
combien il est difficile parfois de diagnostiquer, en dehors
des épidémies, le choléra d'un empoisonnement. La même
difficulté se retrouve pour le charbon interne sans localisation extérieure, pour le charbon interne primitif. Nous
avons vu que Waldeyer pensa à un empoisonnement
dans le premier cas observé par lui. Dans les cas de Leube
et Muller, les phénomènes observés firent penser aussi à
un empoisonnement. Dans un cas de Babès, le soupçon
fut tel que l'autopsie médico-légale fut ordonnée. Nous
avons cru aussi quelques instants à un empoisonnement,
après avoir rejeté l'hypothèse d'un étranglement interne
admise pendant la vie du malade.

L'étranglement, interne en effet, se présentait pour
notre malade tout naturellement à l'esprit. Absence complète de selles et d'urines, absence de gaz, vomissements,
congestion pulmonaire, refroidissement, jeunesse même
du malade, tout cela devait nous égarer pendant la vie ;
mais ce qui fait la difficulté du diagnostic en fait aussi la
facilité, une fois cette difficulté bien connue.

Ces symptômes d'étranglement interne, d'empoisonnement ou de choléra, par leur manque même de caractère pathognomonique, devront dans les cas futurs de

charbon intestinal, mettre sur la voie du diagnostic, surtout s'ils se rencontrent chez un ouvrier mégissier, ou encore chez un ouvrier en crins ou en cornes, chez un homme en un mot travaillant la dépouille des animaux dans l'une quelconque de ses parties, sous une forme ou sous une autre.

Ainsi donc, en présence de signes d'étranglement interne, il ne faudrait pas se borner à éliminer parmi les affections médicales le saturnisme qui, méconnu dans certains cas a presque conduit à une opération chirurgicale. Il n'y a d'ailleurs jamais alors de ballonnement. Il faudrait encore éliminer le charbon, *maladie professionnelle elle aussi*, qui chez un homme jeune, vigoureux comme l'était notre malade, aurait pu tenter un chirurgien, vingt-quatre heures plus tôt avec un pouls meilleur. Le fait peut être rare, il existe.

Wagner qui a observé à Leipzig un nombre assez important de cas de charbon déclare que le diagnostic est possible, mais le caractère le plus important qu'il invoque est tiré de la profession du malade.

Il insiste sur l'examen du sang qui, pourtant, ne doit pas donner grand'chose, car les bactéries n'apparaissent qu'après la mort. Il laisse soupçonner aussi la possibilité du diagnostic par l'examen des matières fécales. Il serait bon en effet dans les cas futurs, au cas où on aurait des matières, d'en faire un examen complet : le caractère prédominant du diagnostic pendant la vie sera d'ailleurs toujours tiré de la profession du malade.

Mais nous avons vu que les difficultés du diagnostic peuvent persister après la mort en face de lésions qui ne mesurent pas moins de 20 centim. et qui sont certes, une fois connues, plus faciles à reconnaître que la pustule maligne elle-même. Il est donc important de bien décrire ces lésions macroscopiques. On ne saurait mieux les comparer qu'à des thrombus, à des ecchymoses énormes de l'intestin. Ce sont ces lésions qu'a décrites M. le prof. Straus dans un cas de charbon mortel qu'il a observé(1).

Toutefois nous n'avons pas trouvé cette ressemblance avec des furoncles, que note M. Straus. Peut-être faut-il attribuer cela à un degré moins avancé des lésions dans notre cas. Mais le reste des lésions est exactement semblable : plaques ecchymotiques, infiltration sanguine et gélatiniforme des replis du péritoine, engorgement sanguin et bacillaire des ganglions mésentériques. Le gros intestin est respecté. L'estomac, s'il présente des lésions, les présente à un degré moins avancé que l'intestin grêle qui d'ailleurs est tellement augmenté de volume qu'au premier abord et sans examen on dirait le gros intestin. La coloration rouge des ecchymoses intestinales plus foncée du côté du péritoine que du côté de la muqueuse est caractéristique ; il en est de même de cette couleur jaune irisée, phosphorescente, de ces reflets métalliques que présente la muqueuse intestinale. Tous les auteurs ont noté cet aspect. Il est donc très important de le retenir.

Nous ferons remarquer ici que ce n'est que depuis ces dernières années que l'on connaît tous les caractères du bacillus anthracis et que notre cas est le plus complet qui ait été observé.

(1) STRAUS. Cas de charbon mortel. *Arch. de phys.*, 1883, t. I, p. 298, et *Le charbon des animaux et de l'homme.* Paris, 1887.

Ainsi Wagner décrit avec soin les parasites qu'il a observés, mais reconnaît lui-même ne pas être en état d'approfondir la question :

Auf eine nähere Begründung dieser Angabe lasse ich mich hier nicht ein, da meine eigenen Kenntnisse dazu nicht hinreichen, da selbst Botanikern von Fach über diese Pilzfaden die morphologischen Unterscheidungs- mittel abgehen. Ebenso wenig bin ich im Stande das Verhältniss von Kügel (Stäbchen) und Fadenbacterien, wie dies die einzelnen « Beobachter und wie ich es « selbst in meinen verschiedenen Fällen fand zu erklä- ren ».

Somme toute, la description de Wagner est tout à fait confuse et par ses hésitations et la mauvaise des- cription qu'il fait des parasites, ainsi que par l'absence des deux preuves irréfutables, culture et inoculation. On s'explique que dans son traité d'hygiène, le professeur Proust considère encore comme hypothétiques les cas de charbon interne sans pustule maligne.

Les inoculations de Leube et de Muller ne sont nulle- ment démonstratives car leurs lapins mouraient en huit jours ce qui est le fait d'une septicémie, alors que des lapins témoins inoculés avec du sang d'animal char- bonneux mouraient en deux et trois jours. Il suffit de renvoyer ici aux communications de Davaine, en ré- ponse à celles de Leplat et Jaillard en 1865. Sur trente- cinq lapins inoculés en 1862 avec du sang charbonneux frais, la moyenne de la vie fut de quarante-trois heures. (Œuvre de Davaine, page 67).

ÉTIOLOGIE

Notre cas est très instructif au point de vue de l'étiolo·
gie du charbon interne et de l'hygiène professionnelle.
L'introduction dans l'économie du *bacillus anthracis*,
chez les gens qui meurent du charbon interne, sans pustule maligne, se fait, on le sait, par la voie pulmonaire ou
par la voie intestinale. Sans insister sur le charbon pulmonaire, rappelons brièvement qu'on ne l'a observé jus-
qu'ici que chez les trieurs de laine, à Bradford (Wool-
sorters' disease) et que, malgré les précautions prises
pour désinfecter la laine, on observe encore chaque année dans les manufactures de Bradford trois ou quatre
cas de charbon pulmonaire (1).

Le charbon intestinal a été surtout observé en Autri-
che chez les chiffonniers (2) (Hadern krankheit), ainsi que
chez des ouvriers employés à l'industrie du cuir ou du
crin (ouvriers cordiers, Wagner). Wagner suppose que
les ouvriers cordiers auxquels il avait eu affaire s'étaient
inoculé la maladie par leurs aliments qu'ils déposaient
sur des crins souillés en attendant l'heure des repas. Quoi
qu'il en soit, les spores dégluties pénètrent dans l'intestin sans avoir été détruites par l'action du suc gastrique

(1) Nous devons ce renseignement à l'obligeance de M. le Dʳ Hime,
médecin de la ville de Bradford.

(2) STRAUS. *Le charbon des animaux et de l'homme.*

et c'est au niveau de la muqueuse de l'intestin, dans un milieu légèrement alcalin qu'elles franchissent la barrière épithéliale et font irruption dans l'économie.

Il est presque certain que pour arriver vivantes dans l'intestin, elles ont dû être, pour ainsi dire, enrobées dans des particules alimentaires, le suc gastrique exerçant à 38°, en moins d'une demi-heure une action destructive complète sur les spores du *bacillus anthracis* (Straus et Wurtz) (1). Il est difficile de concevoir pour notre malade un mode d'infection autre que l'absorption. Nous avons pu, au point de vue de l'étiologie du charbon chez lui, recueillir quelques renseignements intéressants.

Hygiène professionnelle.

Le malade travaillait dans une maison dont un ouvrier était sorti de Necker, vers le 20 avril, guéri d'une pustule maligne. Cet ouvrier travaillait dans un atelier où les peaux subissent une des premières préparations du mégissage. Notre malade au contraire faisait ce qu'on appelle le *palisson*, et il nous déclarait qu'il n'y avait jamais eu de charbon dans son atelier. En effet, les peaux avant d'arriver au *palisson* subissent un certain nombre de manipulations, ce qui explique bien la rareté du charbon externe chez les palissonniers. La plupart des opérations de la mégisserie, le *dessaignage*, le *reverdissage*, la *mise en chaux*, le *débourrage*, l'*écharnage*, le *foulage*, le *travail de rivière*, la *mise en confit*, enfin la *mise en nourriture*, la *sèche* et l'*étendage* précèdent le *palisson*. Sans décrire

(1) *Archives de médecine expérimentale,* 1889.

toutes ces préparations, nous pouvons dire que quelques-
unes ont une vraie valeur antiseptique. La *mise en chaux*
par exemple qui dure de quatre à dix jours peut certaine-
ment compter parmi ces dernières, soit qu'on se serve du
pelanage, série de bains de chaux consécutifs, soit qu'on
se serve de l'*enchaussenage*, opération qui consiste à
enduire les peaux d'une bouillie d'orpiment et de chaux.
L'*échauffe*, opération qui consiste à soumettre les peaux à
un commencement de fermentation en les tenant pendant un certain temps dans une étuve chauffée à un degré
convenable 60°, peut jouer aussi un certain rôle antiseptique quant au charbon, les microbes de la putréfaction
ainsi développés devant entrer en concurrence avec les
bacilles charbonneux.

L'absorption de spores enrobées dans des particules
étrangères n'est pas douteux un seul instant chez notre
malade.

En effet, les renseignements que nous avons puisés
dans la maison même où notre malade travaillait nous
ont appris que les palissonniers faisaient un goûter à
4 heures dans l'atelier même. De plus ces ouvriers tra-
vaillent là dans une atmosphère chargée de poussières
constituées par de l'alun, de la farine et du jaune d'œuf,
matières qui recouvrent encore les peaux au moment
où elles doivent être soumises au palisson. Il est vrai-
ment surprenant néanmoins que, malgré les opérations
multiples auxquelles les peaux ont été soumises, ces
peaux aient encore pu renfermer des spores vivantes
revêtues de toute leur virulence, qui ont infecté par le
tube digestif notre malade dont la tâche consistait à

ouvrir, à étendre, au milieu de poussières, les peaux sèches et racornies, peaux complètement tannées. C'est un exemple frappant et qui vient s'ajouter à d'autres analogues, de la résistance si grande et de la vitalité qui caractérise la spore du *bacillus anthracis*.

Nous avons confirmé par notre petite enquête, les renseignements que notre malade nous avait donnés à son lit de mort. Dans la maison où il travaillait, il existe une société de secours mutuels et la nature de la maladie est notée sur un registre spécial, chaque fois qu'un ouvrier a recours au médecin. Nous avons relevé quelques cas de *charbon externe*, assez rares d'ailleurs pour une maison qui occupe trois cents ouvriers ; il nous a été impossible d'en trouver un seul *chez les palissonniers*, et l'histoire de notre malade a soulevé l'incrédulité, excepté auprès des ouvriers. Pour eux le charbon en tue plus d'un sans pustule. Pour nous, nous comprenons très bien qu'un ouvrier qui gagne 8 à 9 francs par jour, ait le temps de se soigner chez lui. La nature de la maladie peut parfaitement échapper au médecin traitant et comme il n'y a pas d'autopsie, la mort est mise sur le compte d'une autre affection. Il nous paraît certain que le charbon interne est spécial aux *palissonniers*.

PRONOSTIC

Le pronostic du charbon interne est-il essentiellement fatal ? On sait aujourd'hui que la pustule maligne guérit et peut même guérir sans traitement. M. Reclus (1) en rapporte une observation et rappelle les cas d'Enaux et Chaumier, de Raphaël (de Provins), de Follin et de Rochoux.

Nous savons aussi que l'homme se comporte vis-à-vis du *bacillus anthracis* ou de sa spore comme un être relativement réfractaire, sans atteindre l'immunité complète du mouton d'Algérie. Pourquoi l'homme ne guérirait-il pas soit du charbon interne secondaire, soit du primitif, comme il guérit de la pustule maligne ? Pour le dernier, les faits sont trop peu nombreux encore et nous connaissons trop peu la question pour être affirmatif. Mais pour le charbon interne secondaire, la chose ne paraît pas douteuse, et il n'est peut-être pas trop téméraire de conclure de l'un à l'autre. Et tout d'abord, Bourgeois nous avertit (page 57) que les vomissements bilieux sont toujours un symptôme grave, mais sans être pour cela nécessairement mortels. Nous ne pouvons résister au plaisir ap citer en outre une observation de Raimbert avec autopsie incomplète, il est vrai, qui semble bien concluante. Raimbert cite Maunoury et Haneau qui ont

(1) RECLUS. *Critique et clinique chirurgicales.* Paris, 1884.

observé des cas semblables. Voici l'observation de
Raimbert.

« La mort peut arriver par des lésions chroniques,
« conséquence des premières purement infectieuses et
« qui ne causent la mort que lorsque l'organisme a
« résisté à l'action délétère du virus charbonneux et n'est
« plus depuis longtemps sous son influence. M. Bidault
« de Villiers a rapporté un fait de cette nature avec
« autopsie.

« M. Lardet fils, que la pustule maligne atteignit à
« l'angle de la mâchoire (il avait touché et fondu le suif
« d'un bœuf malade), s'étant obstiné à en méconnaître la
« nature, fut un des plus molestés parce que les secours
« de l'art ne lui furent administrés que lorsque la maladie
« avait déjà fait des progrès assez considérables. Il eut
« à la suite de la pustule une inflammation interne que le
« chirurgien qui le soignait jugea avoir son siège dans la
« vessie ; il maigrit beaucoup et près de deux mois après
« l'invasion de sa première maladie, il était encore pâle et
« défait, souffrait du ventre, éprouvait des borborygmes
« et des douleurs coliques qu'il attribuait à des vents.
« Très fréquemment, soit dans la journée, soit dans la
« nuit, le malade était tourmenté de spasmes intestinaux
« avec gargouillements qu'il était facile d'entendre. En
« mettant la main sur l'abdomen, on sentait les circon-
« volutions intestinales qui se dessinaient très exactement
« et l'on pouvait même les distinguer à travers les parois
« abdominales. Ce dérangement du tube digestif était
« accompagné de coliques, de bruissements après avoir
« mangé, de constipation, quelquefois même de vomisse-

« ments. La face était tirée; il y avait amaigrissement
« considérable et un appétit auquel le malade avait peine
« à résister. Lorsqu'il avait mangé, le malade était
« obligé de se plier sur son lit pour favoriser la digestion.

« Tous ces symptômes indiquaient assez clairement
« une affection organique telle qu'un rétrécissement du
« tube intestinal. Ce malade étant mort le 19 septem-
« bre 1818, après être tombé dans le marasme et l'amai-
« grissement le plus complet, l'ouverture confirma le
« diagnostic que j'avais porté et présenta un rétrécisse-
« ment de l'intestin grêle. »

Il est difficile de croire ici à autre chose qu'à une guérison relative d'accidents charbonneux intestinaux.

Quoi qu'il en soit, il est bien évident que le pronostic
du charbon interne est un pronostic fatal d'une manière
presque absolue, et la thérapeutique sera presque toujours, sinon toujours, impuissante à conjurer le mal.
Nous ne pouvions néanmoins nous dispenser de citer
l'une des rares observations où le malade paraisse avoir
survécu, et plusieurs mois, à une affection charbonneuse de l'intestin grêle.

« Il existe sans doute, dit M. Straus (p. 204) des
« formes mitigées, curables, du charbon intestinal, quoi-
« qu'à ce sujet on ne puisse encore émettre que des
« hypothèses. Il est probable, par exemple, que c'est
« ainsi qu'il faut interpréter les cas d'indigestion, d'em-
« barras gastrique notés chez certains individus ayant
« mangé de la viande d'animaux charbonneux pendant
« que tel autre ayant consommé de la même viande
« contractait un charbon intestinal mortel. »

TRAITEMENT

Est-il bien sûr que dans un cas où le diagnostic aurait
pu être posé nettement, et je crois qu'on pourrait y
arriver avec la profession du malade, la connaissance
des sueurs antérieures, des vomissements bilieux, etc.,
est-il bien sûr que nous soyons complètement impuis-
sants? Je ne le crois pas. La connaissance de l'*antisepsie
intestinale* ne date que d'hier et elle fait déjà merveille.
Il me semble qu'elle est toute indiquée dans le charbon
intestinal, surtout si nous nous reportons au mode
d'absorption et d'invasion des spores charbonneuses de
l'intérieur du canal intestinal dans l'économie (1). Il serait d'ailleurs étrange qu'une maladie dont l'étiologie
est connue, ne fût pas au moins susceptible d'être évitée
par l'hygiène, sinon guérie par la thérapeutique. Sans
parler du charbon intestinal primitif, ne sommes-nous
pas au moins puissants dans le secondaire, alors que
nous voyons apparaître les symptômes algides si bien
décrits par Bourgeois (2), et devrons-nous rester inac-
tifs. Je crois que nous serions surtout coupables dans ce
cas-là. Qu'il me soit permis de citer ici un cas de jugu-
lation de la fièvre typhoïde, rapporté par Bouchard (3).

(1) Voir les figures de M. Babès, in *Journal de l'Anatomie*, 1884
(2) Voir plus haut.
(3) Bouchard. *Auto-intoxication dans les maladies*, 1887, p. 214,

« Chez deux malades de mon service, à deux minutes
« d'intervalle, un lavement de 48 grammes d'acide phé-
« nique cristallisé fut administré. L'erreur était du fait
« de personnes étrangères au service. Le premier ma-
« lade poussait des cris pendant l'injection de la solu-
« tion au second. L'infirmier, effrayé, court chercher
« l'interne de garde qui leur fait aussitôt une grande irri-
« gation de 15 litres dans le gros intestin. Les malades
« étaient déjà dans le coma et y demeurèrent plusieurs
« heures, avec une température de 35°. L'un d'eux avait
« 40° avant l'accident, l'autre était convalescent : le pre-
« mier eut 41°,8 le soir, en même temps que l'autre
« atteignait exactement la même température ; celui qui
« avait 40° était à 37° le lendemain et est resté guéri ;
« la maladie avait été jugulée, mais le malade avait failli
« l'être aussi. »

Sans préconiser les lavements avec une dose aussi
forte d'acide phénique, les lavements phéniqués faits à
grande eau me paraissent indiqués. Mais le sublimé ou
le biiodure de mercure sont surtout indiqués par la voie
buccale. M. Bouchard (1) estime que pour une même
puissance toxique les sels de mercure sont six fois plus
antiseptiques que l'acide phénique. On donnera donc le
calomel, le sublimé ou mieux le biiodure de mercure qui
est moins toxique à poids égal que le bichlorure.

Il est bon de rappeler ici le cas si connu de guérison
d'œdème malin chez l'homme dont Davaine a relaté
l'histoire. Nous voulons parler de l'observation de Sta-

(1) *Loc. cit.*, p. 212.

nislas Cézard, où un malade atteint d'œdème malin des paupières, maladie qui pardonne si rarement chez l'homme, fut guéri par l'emploi intus et extra de l'iode.

L'iode paraît être en effet le médicament spécifique contre le charbon soit externe soit interne. On sait qu'aujourd'hui les injections de teinture d'iode sont constamment employées dans la pustule maligne. Les expériences de Davaine ont démontré qu'une solution d'iode iodurée au douze millième détruit le virus charbonneux après une demi-heure de contact, tandis que, pour obtenir le même résultat avec l'acide phénique, par exemple, il faut une solution au deux centième.

On pourra donc prescrire ce que Stanislas Cézard, sur les conseils de Davaine prescrivit à son malade, c'est-à-dire une tisane faite de la manière suivante :

<pre>
Iode................. 25 centigr.
Iodure de potassium...... 50   —
Eau..................   1
</pre>

Un demi-verre toutes les deux heures.

Tel sera le traitement du charbon intestinal, soit primitif, soit secondaire. Dans tous les cas, comme le diagnostic est la chose la plus importante, nous ne saurions mieux finir qu'en rappelant les paroles de M. le professeur Straus.

« Il ne faut pas écouter d'une oreille distraite et
« comme par habitude, les renseignements sur la profes-
« sion qu'on demande au malade, et chaque fois qu'on
« aura affaire à des individus qui manient des détritus
« d'animaux, surtout si le diagnostic ne laisse soupçonner

« qu'une maladie infectieuse sans caractéristique précise,
« l'attention du médecin devra se reporter sur ces for-
« mes de charbon interne dont l'histoire n'est encore
« qu'ébauchée. De soigneuses enquêtes dans cette direc-
« tion permettraient bientôt de compléter l'histoire du
« charbon chez l'homme. Toutes ces causes et ces formes
« méconnues d'infection bactéridienne une fois bien éta-
« blies, il en découlerait une série de précautions bien
« simples, qui, nous n'en doutons pas, supprimeraient la
« plupart des accidents semblables à celui dont nous
« venons de rapporter l'histoire » (1).

On ne saurait mieux dire. Puissions-nous, en partie,
servir à « compléter l'histoire du charbon chez l'homme »
et contribuer, pour notre faible part, à la réalisation des
vœux du savant professeur.

(1) STRAUS. Sur un cas de charbon mortel. *Loc. cit.*

PATHOLOGIE GÉNÉRALE

Nous avons vu au diagnostic combien il était difficile, dans notre cas, de distinguer le charbon interne d'un empoisonnement, d'un étranglement interne, d'un choléra à la période ultime. Nous avions pu, à cause du ballonnement du ventre, éliminer le saturnisme qui produit, lui aussi, des symptômes analogues. A quoi peut tenir cette unicité pour ainsi dire de phénomènes dans des maladies si différentes? Il y a là un beau sujet de méditations. Pour nous, cette similitude tient à l'unicité de l'organe primitivement atteint. De même qu'un rein réagit la plupart du temps en face des causes morbifiques par l'albuminurie, de même un intestin réagit par les signes de l'étranglement interne quand il est violemment touché. Prenons deux maladies générales, le choléra et le charbon intestinal, quoi d'étonnant à ce que leur aspect soit identique quand on sait qu'elles intéressent le même organe, l'intestin grêle.

La caractéristique symptomatique d'une maladie ne suffit pas pour caractériser nosologiquement cette maladie. Le syndrome est tout pour le clinicien, mais pour le thérapeute ce n'est rien. Il n'y a qu'un caractère dont la connaissance nous rende réellement maîtres de la situation auprès d'un malade. Ce caractère, c'est l'étiologie. L'étiologie a conquis l'hygiène, et l'hygiène est en train de conquérir la pathologie. C'est la connaissance des causes que nous devons le plus approfondir.

C'est parce que la microbiologie a jeté un jour si grand sur la connaissance de la nature animée de tant de maladies qu'on s'est jeté dans son étude avec tant d'ardeur.

Notre cas fait faire quelques progrès à la connaissance des causes du charbon interne. C'est peut-être la première fois que l'on dissocie, dans une profession qui s'y prête d'ailleurs, les diverses modalités réceptives vis-à-vis d'une même cause étiologique.

Nous pourrions développer cette idée mère de la multiplicité des causes pouvant amener cliniquement un même résultat et l'appliquer à l'étude d'autres maladies. Mais ce serait aller trop loin et nous nous proposons de le faire plus tard dans un autre travail.

La morphologie cadavérique d'une maladie n'est pas sa caractéristique essentielle. C'est ainsi que la piqûre de la vipère donne lieu à des lésions internes analogues à l'œil nu à celles de la maladie charbonneuse.

Le parallèle a été fait par Debrou, chirurgien en chef de l'Hôtel-Dieu d'Orléans dans un mémoire paru en 1865, dans les *Archives générales de médecine* (p. 403).

« Il y avait une ecchymose noirâtre et large dans la fosse iliaque sous le péritoine, et du sang infiltré dans l'épaisseur du muscle psoas iliaque. Dans le mésentère, vers la moitié droite du ventre, une large plaque brune de sang ecchymosé. Dans l'intérieur de l'estomac, dans l'épaisseur de la membrane muqueuse, *deux larges plaques d'ecchymoses.* Ces deux plaques s'apercevaient en transparent à travers la face extérieure de l'organe, mais elles ne devinrent visibles que quand on eut ouvert l'estomac ; elles étaient constituées par du sang brun noirâtre, infiltré dans la membrane muqueuse, occupant toute son épaisseur et n'envahissant pas la membrane musculaire. »

La similitude des lésions à l'œil nu est presque complète avec le charbon intestinal. La spécificité morbide tient toute entière dans la spécificité étiologique.

CONCLUSIONS

I. — Il existe bien réellement chez l'homme, comme chez le mouton, une maladie charbonneuse interne sans localisation externe, véritable *sang de rate humain.*

II. — Cette maladie est la mycose intestinale.

III. — Cette affection est due, chez lui comme chez le mouton, à l'absorption des spores du bacillus anthracis comme la pustule est due à l'inoculation des bacilles mêmes.

IV. — Cliniquement, il existe une forme de cette maladie qui doit être soigneusement diagnostiquée d'avec les empoisonnements, la période ultime du choléra ou l'étranglement interne.

V. — Le charbon interne secondaire étant susceptible de guérir, il en est probablement de même du charbon interne primitif.

IMPRIMERIE LEMALE ET Cie, HAVRE

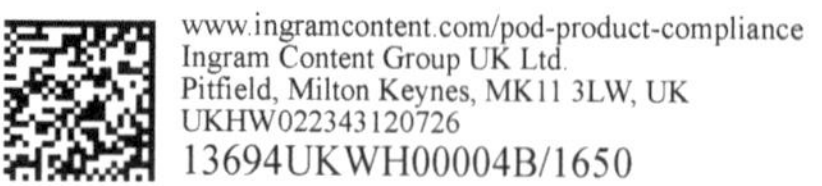

www.ingramcontent.com/pod-product-compliance
Ingram Content Group UK Ltd.
Pitfield, Milton Keynes, MK11 3LW, UK
UKHW022343120726
13694UKWH00004B/1650